LE
CRIME
DE
FONTENOY

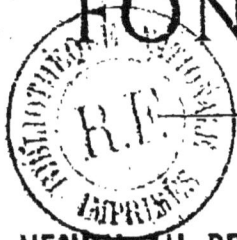

VENDU AU PROFIT DE SES VICTIMES

———

Prix : **50** Centimes

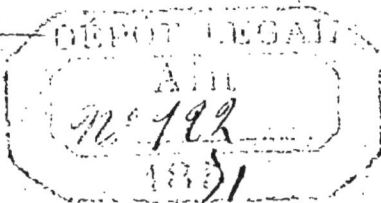

———

BOURG

IMPRIMERIE D'EUGÈNE CHAMBAUD

Rue Pompe-Bourgmayer, 3.

—

1871

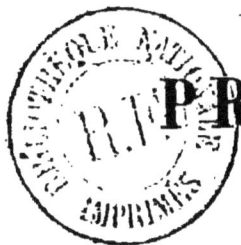

PRÉFACE

———

Pendant que notre pays ne rêvait que la suppression des barrières qui séparent les peuples et proclamait bien haut son désir de vivre en paix avec tous ;

Alors qu'on ne voulait chez nous d'autres combats que les luttes pacifiques de l'industrie et du commerce ;

Quand le militarisme était ridiculisé, bafoué sur toutes nos scènes ; quand nos philosophes voulaient fondre les canons et les fusils pour les transformer en statues de la paix et en instruments d'agriculture ;

Alors enfin que le peuple de France songeait si peu à attaquer qu'il oubliait de se mettre en garde contre un ennemi aussi fourbe que vigilant.

La Prusse, qui s'est identifiée l'Allemagne, préparait dans l'ombre et le silence, le guet-à-pens où elle devait attirer la France pour la perdre.

Ses historiens dénaturaient l'histoire, et répandaient à profusion des brochures remplies de récits mensongers où les actes de violence, inévitables en temps de guerre et souvent trop justes représailles d'attentats inqualifiables, étaient à dessein démesurément grossis et exagérés.

Valmy, Jemmapes, Iéna, Leipsik, et cent autres combats, conséquences de l'intervention prussienne dans nos affaires intérieures, étaient autant de témoignages de l'ambition Française contre l'inoffensive Allemagne ;

Autant de crimes appelant sur notre tête la vengeance des nouvelles générations.

Aveugles que nous étions ! Nous choyions comme des frères les traîtres qui complotaient contre nous ; nous leur tendions une main loyale qu'ils acceptaient pour l'enchaîner ; ils étaient de nos fêtes et la musique de leurs régiments venait jusque chez nous, charmer nos oreilles pour couvrir le mugissement des forges où se coulaient, se forgeaient et se foraient les engins Krupp destinés à nous écraser.

L'heure fatale ayant sonné, était-il étonnant que tous ces Teutons, durs et cruels déjà, en même temps que rapaces par instinct, devinssent, avec la guerre, autant de tigres altérés de sang et de voleurs avides de butin.

N'avaient-ils pas été élevés et instruits dans ce but ?

Nos bienfaits n'étaient-ils pas le plus beau titre à la haine des Allemands ?

Maintenant, l'heure est solennelle :

Il faut que nous écrasions l'immonde reptile ou qu'il nous dévore.

Formons donc, nous aussi, la génération nouvelle, à la haine du Prussien ; qu'elle soit dévorée par la soif de la vengeance. Faisons, puisqu'il le faut, violence à la générosité de notre caractère. Pour cela, il n'est pas besoin de puiser bien haut dans l'histoire, les enseignements et les excitations :

La guerre qui vient de finir est assez féconde en horribles drames et en forfaits sans précédents.

Recueillons en les récits, publions les, et qu'ils soient placés sous les yeux de nos enfants.

Restons dans la vérité ; le vrai sera toujours trop invraissemblable.

Le récit du Crime de Fontenoy dû à un des plus ardents patriotes de l'Est, si incroyable qu'il paraisse, est cependant, jusque dans ses moindres détails, de la plus scrupuleuse exactitude.

L'auteur nous permettra de lui exprimer ici notre vive gratitude pour le service rendu à notre œuvre.

Son travail est le fruit de plus d'un mois de veillées et de courses pénibles.

Nous ne doutons pas qu'il n'intéresse et n'émeuve au plus haut point.

LA RÉDACTION DE *l'Anti-Prussien*.

LE CRIME DE FONTENOY

FONTENOY

Lorsqu'on voyage sur la ligne du chemin de fer de Paris à Strasbourg, la première station qu'on rencontre après la gare de Toul, à neuf kilomètres de cette ville, est celle de Fontenoy-sur-Moselle, petit village du département de la Meurthe, dont la population s'élevait au modeste chiffre de 264 habitants, au moment de l'invasion étrangère.

Ce village, jadis ignoré, et dont le nom restera à jamais célèbre dans les fastes du crime, est, ou plutôt était situé au pied d'une série de mamelons bordant la rive droite de la Moselle, à six ou sept cents mètres du pont de pierre jeté sur cette rivière.

La terre de Fontenoy, malgré son ancienneté, offrait peu d'attraits au touriste et à l'archéologue. Erigée en comté, le 10 février 1625, en faveur du baron d'Igney (I), chef-lieu d'un canton du district de Toul en 1790, elle n'offrait guère de remarquable que son antique église et la tour d'un château, démoli en 1822.

Aujourd'hui Fontenoy n'a plus de château, plus d'église, plus d'habitations ; quatre maisons restées debout indiquent seules l'emplacement de ce village, et dans leur solitude désolée, semblent crier vengeance, aux quatre coins de l'horizon, contre l'acte de barbarie moderne devant lequel les Vandales auraient frémi d'épouvante et de honte pour leurs descendants.

LE REPOSOIR

Le 18 juin 1871, lorsque les trains s'arrêtaient à la station de Fontenoy, les voyageurs contemplaient avec étonnement un reposoir étrange qui s'élevait sur une légère éminence, à peu de distance de la voie.

C'était le jour de la Fête-Dieu, grande fête dans toute la Lorraine. Ce jour-là, dans les

(1) Quelles réflexions ce nom prédestiné ne fera-t-il pas naître dans l'esprit des fatalistes : le *baron de* FEU !

villes comme dans les plus humbles hameaux,
les habitants dressent dans les rues de magni-
fiques reposoirs que le clergé, suivi de toute la
population, vient bénir avec la pompe solennelle que met l'Eglise catholique dans la célé-
bration des grandes fêtes.

Pour l'érection et l'ornement du reposoir,
chacun apporte à l'envi ce qu'il a de plus
précieux ; on dépouille les jardins de leurs
fleurs, les prairies de leurs marguerites, les
bois de leurs plus beaux rameaux ; les maisons
sont tapissées de branches, les rues couvertes
de feuilles et de pétales aux mille couleurs, et
souvent l'autel éphémère que la piété des fidèles
élève en l'honneur de la Divinité atteint les
proportions et la splendeur d'un monument.

Qu'avait donc d'étrange ce reposoir de Fontenoy pour attirer ainsi l'attention des voyageurs ? On n'y voyait ni feuillage, ni fleurs, ni
ornements ; mais un amas de poutres, de
planches noircies, carbonisées, surmonté d'une
croix de bois dont les bras tordus, mordus par
les flammes, semblaient se dresser vers le ciel
pour lui demander vengeance contre des assas-
sins ou pardon pour des bourreaux.

Il était étrange, en effet, ce reposoir, car il
n'était formé que des épaves de l'incendie du
village, et le vénérable curé de Gondreville
qui, du pied de ces débris, venait implorer la
miséricorde céleste, ne voyait dans la foule
qui l'entourait, que des hommes et des femmes en deuil, versant des larmes de sang

sur les restes informes de leurs demeures incendiées. En livrant Gomorrhe et Sodome aux flammes de la vengeance céleste, Dieu fit périr en même temps leurs habitants. Le crime de ces pauvres villageois était donc bien grand pour que Dieu permît qu'ils survécussent à la ruine de leurs demeures, à l'anéantissement de leur fortune et se vissent condamnés, pour vivre, à tendre une main tremblante à la charité publique! Ah! ce n'était pas la main de Dieu qui les avait frappés! Est-ce que le *bon Dieu* punit les innocents? C'était une main terrible, un bras cruel, un être aveugle et barbare, inhumain, impitoyable :

C'était LE PRUSSIEN.

L'AVANT-GARDE DE LA DÉLIVRANCE

Au mois de novembre 1870, le département des Vosges était entièrement occupé par l'armée allemande, à l'exception du canton de Lamarche.

Dès le 9 de ce mois, quelques citoyens courageux arrivaient à Lamarche, avec l'intention d'organiser une résistance contre les Prussiens, de harceler l'ennemi, d'entraver ses entreprises, de couper ses communications, de détruire ses voies de ravitaillement.

Ce petit groupe, organisé et dirigé par MM. Victor Martin, sous-préfet de Neuf-Château, Raulin, Goupil, Tipot et le capitaine Rolland, vieux et vaillant officier de Pont-Levoy, s'augmenta bientôt par l'arrivée de volontaires lorrains et alsaciens, d'anciens soldats évadés de Metz, Toul et Sedan, et de 800 mobiles du Gard. Vers la fin de l'année, ce corps de volontaires offrait un effectif d'environ 1,500 hommes déterminés, capables de résister, dans les fortes positions naturelles qu'il occupait, à un corps ennemi dix fois plus considérable. Son quartier général était établi sur une montagne boisée, à quelques kilomètres de Lamarche. Chaque jour des détachements allaient en reconnaissance, et chaque fois qu'ils rencontraient des corps prussiens, ils les attaquaient et leur faisaient toujours éprouver des pertes sensibles. Ainsi, le 2 décembre, le capitaine Cremer, à la tête de 7 hommes, enlevait un poste prussien établi à Contrexéville, et le faisait prisonnier.

Le 7 du même mois, le capitaine Bernard, ce vieux loup de terre, attaquait, avec 50 hommes seulement, 4 à 500 Prussiens retranchés à Dombray, les mettait en déroute au bout d'un quart d'heure de lutte, après leur avoir tué 80 hommes et pris trois pièces de canon.

Le 11 décembre, un bataillon de 1,200

Prussiens attaque Lamarche. Le même capitaine Bernard vient les y trouver à la tête de 150 volontaires seulement, et ne rentre au camp qu'après leur avoir tué près de 200 hommes dans un combat de trois heures.

Malgré l'énorme disproportion numérique, dans ces deux affaires, l'*Avant-Garde de la délivrance* ne perdit que 13 hommes, dont 3 tués et 10 prisonniers.

A cette époque, l'*Avant-Garde* n'avait pas encore l'importance qu'elle acquit à la fin de décembre ; elle n'avait pas encore reçu le renfort du bataillon des mobiles du Gard. Ce fut seulement à l'arrivée de ceux-ci qu'elle se sentit assez forte pour sortir de son petit cercle d'opérations et tenter au loin des entreprises plus considérables.

Le comité de défense de l'*Avant-Garde de la délivrance* conçut alors un projet grandiose, et dont le résultat était de nature à arrêter la marche de l'ennemi, à lui donner des inquiétudes sur ses derrières, à couper sa ligne de retraite, à compromettre et à lui faire regretter sa marche hardie sur Paris, la Normandie et la Loire. Si, au lieu de ne posséder que quelques centaines d'hommes, ce qui l'obligeait à n'opérer que sur un point à la fois, et réduisait par conséquent son entreprise à un coup de main, l'*Avant-Garde* eût été composée de quelques milliers d'hommes déterminés comme ceux qu'elle comptait dans ses rangs, elle eût pu, à un moment donné, faire changer

la face des choses en séparant l'armée active
de l'armée de réserve, en l'isolant de sa base
d'opérations.

C'est ce qu'avaient parfaitement compris le
capitaine Bernard et ses braves compagnons.
Le ravitaillement des troupes allemandes en
hommes, chevaux, matériel et approvisionne-
ments s'opérait presque uniquement par le
chemin de fer de Paris à Strasbourg. Pour
que cette armée pût vivre en pays ennemi, à
une énorme distance de son point de départ,
il était indispensable que ce ravitaillement se
fît sans discontinuation et avec la plus grande
célérité. Sans ces deux conditions, sa sécurité
était compromise. La possession paisible de
la ligne de l'Est pouvait seule, malgré ses succès, justifier et assurer la marche aussi aven-
tureuse que hardie des Allemands jusque sur la
Loire et les côtes de la Normandie. Les longs
convois de voitures sur les routes ordinaires
pouvaient être facilement arrêtés, dispersés
ou enlevés par quelques bandes de partisans,
et ils exigeaient d'ailleurs, pour être protégés,
un nombre considérable de soldats qui étaient
ainsi détournés de leur destination principale
et diminuaient, dans une notable proportion,
le nombre des combattants à mettre en ligne
un jour de bataille. La longue et vaillante résistance de Toul avait forcé les Allemands à
une grande circonspection et ralenti considé-
rablement la précipitation de leur mouvement
en avant. Ce fut seulement après la reddition

de cette petite place, sous le canon de laquelle
passait le chemin de fer, que les Prussiens,
complètement maîtres de la ligne de l'Est,
purent compter sur la prompte et incessante
arrivée de renforts en hommes et matériel, et
diriger leurs opérations dans tous les sens,
sans crainte de se voir privés des ressources
nécessaires que leur pays seul pouvait leur
fournir.

Tel était l'état des choses quand le comité
de défense de l'*Avant-Garde de la délivrance*
conçut le projet hardi de percer les lignes en-
nemies et de détruire les ouvrages d'art sur
le chemin de fer de l'Est. Projet hardi, en
effet, si l'on songe au petit nombre de combattants dont pouvait disposer l'*Avant-Garde*
et à la quantité considérable d'Allemands qui
occupaient les villes et villages de la Lorraine,
et étaient en communication continuelle
entre eux par des patrouilles et des postes
d'observation.

Le 18 janvier 1871, le capitaine Bernard, à
la tête de 1,200 hommes, partit du camp et se
dirigea sur Fontenoy, pour y faire sauter le
pont du chemin de fer jeté sur la Moselle. Fontenoy n'est pas son seul objectif : avec 1,200
hommes de la trempe de ceux qu'il commande,
il se sent assez fort pour, le pont de Fontenoy
détruit, se diriger sur la Meuse, y faire sauter
encore le pont de Pagny, puis de là retourner
au camp ou se jeter audacieusement dans la
forêt d'Argonne, ces Thermopyles de la France,

en passant entre Bar-le-Duc et Saint-Mihiel.
Il comptait non sans raison, pour le succès de
son opération, sur le trouble que son apparition allait jeter dans les garnisons répandues
par tout le pays.

Ces garnisons étaient composées de soldats
de la landwehr, presque tous pères de famille,
peu belliqueux par conséquent, préférant une
captivité momentanée aux risques d'une lutte
qui mettrait leurs jours en péril, et prédisposés
à se rendre, plutôt qu'à combattre, à la première attaque sérieuse.

Pour tous ceux qui étaient contraints de les
loger et qui se trouvaient ainsi en rapport
forcé avec eux, il n'y avait pas de doute pos-
sible sur la nature de leurs sentiments. Dans la
prévision d'un combat ou d'une surprise par
un corps de volontaires ou de francs-tireurs,
cauchemar qui les obsédait jour et nuit, ils ne
cessaient de supplier leurs hôtes de ne pas les
dénoncer et faisaient le serment de se cacher
à la cave ou au grenier et de se constituer
prisonniers après la lutte. Combien d'entre
eux, pour inspirer plus de confiance, n'ont-ils
pas remis leurs cartouches, chaque soir, entre
les mains de leurs hôtes !

Le capitaine Bernard connaissait ces détails
et cette particularité, en grande partie du moins,
et c'est ce qui lui faisait espérer de tirer de
son audacieuse entreprise un succès qu'un
autre n'aurait pas osé tenter à la tête d'un
corps de douze mille combattants.

Mais, à peine a-t-il fait une étape, qu'il apprend que les Prussiens, prévenus de son départ par des espions, se mettent en marche pour attaquer le camp et lui couper sa ligne de retraite. Immédiatement, il se condamne à un sacrifice énorme, mais que la prudence commandait : il renvoie au camp les 800 mobiles du Gard et poursuit sa marche sur Fontenoy à la tête de 400 hommes seulement. C'était plus que de l'audace, c'était de la témérité ; mais que ne pouvait-il pas oser à la tête de pareils hommes !

Bien lui en prit cependant d'ordonner ce retour au camp, car le lendemain un bataillon allemand l'attaquait ; mais accueilli par une vive fusillade qui le décima en quelques minutes, il n'osa rester dans le village de Viécourt, assis au bas de ce formidable camp, et s'en retourna précipitamment à Neuf-Château.

Cependant le brave Bernard poursuivait son chemin vers Fontenoy, et dans la nuit du 21 au 22 janvier, il passait fièrement sous les murs de Toul, où son apparition faisait tirer le canon d'alarme. A quatre heures et demie du matin, il arrivait à Fontenoy.

L'ATTAQUE

Il ne faisait pas encore jour ; personne dans le village n'était éveillé. La gare était gardée par un poste de 53 hommes ; partout régnait le calme le plus profond.

Sans perdre un instant, le capitaine Bernard fait occuper par sa colonne les abords du village et lance un détachement de quelques hommes , sous les ordres du zouave Thomassin, à l'attaque du poste prussien, pendant qu'un autre détachement, sous la direction de l'ingénieur Grombert et de M. Tissot, de Neuf-Château, employé du chemin de fer, court au pont et charge les mines qui doivent le faire sauter.

La résistance ne fut pas longue ; après une fusillade de quelques minutes, Thomassin et ses hommes se ruaient sur les gardiens de la station, et le poste fuyait, partie dans la direction de Toul, partie dans la direction de Nancy, en laissant sur le terrain un homme tué, deux blessés et dix-sept prisonniers, au nombre desquels était le chef qui le commandait.

Les habitants de Fontenoy ne s'éveillèrent qu'au bruit des coups de fusil, et aucun d'eux, notons bien ce fait, ne prit et ne put prendre part à l'attaque, puisqu'ils n'en eurent connaissance que lorsqu'elle fut terminée et que les Français transportèrent dans leurs demeures, où les plus grands soins leur furent donnés, les deux soldats prussiens blessés dans l'action. D'un autre côté, les issues du village étant gardées par les troupes françaises, aucun habitant ne put coopérer au chargement des trous à mines du pont de Fontenoy. C'est un point essentiel qu'il est indispensable de relever pour bien comprendre toute l'atrocité des faits que la suite de ce récit va mettre au jour.

A sept heures moins un quart du matin, deux formidables explosions se faisaient entendre ; c'était la mine qui éclatait et les arches du pont qui sautaient.

La rupture du pont entravait pour un certain temps la circulation sur la voie ferrée et condamnait les Allemands à des transbordements longs et difficiles, aux marches par étape et à des retards dans leurs mouvements, jusqu'au rétablissement des arches effondrées ; il inspirait, en outre, de vives inquiétudes sur les entreprises des Français en Champagne et en Lorraine.

Le but du capitaine Bernard était donc atteint. Les forces dont il disposait étaient trop faibles pour qu'il pût continuer sa marche sur Nancy ou vers Bar-le-Duc, l'éveil était donné d'ailleurs dans ces deux directions par les fuyards du poste de Fontenoy, et à sept heures du matin, après avoir recommandé aux habitants de cette commune de donner tous leurs soins aux blessés prussiens, il se repliait vers les bois et reprenait avec sa colonne le chemin du camp, où il arrivait le 25, après avoir fait des marches de plus de vingt lieues dans un jour.

Avant d'aller plus loin, faisons connaître

le sort de cette vaillante *Avant-Garde de la délivrance*.

Les Prussiens, sans cesse harcelés et tourmentés, résolurent d'en finir avec ce *foyer d'insurrection*, que leur armée enveloppait de toutes parts.

Ils dirigèrent donc sur Lamarche un corps de 6,000 hommes avec deux batteries d'artillerie, et ils n'étaient plus qu'à quelques kilomètres du camp, quand la signature de l'armistice vint mettre fin à la lutte terrible et disproportionnée que soutenait la France depuis sept mois.

Lors de la signature des préliminaires de paix et du tracé de la ligne de démarcation entre les deux armées, l'*Avant-Garde* se vit obligée d'obéir à l'ordre du gouvernement français : elle quitta son camp et rejoignit les corps français dans le département de Saône-et-Loire. Ce fut pour elle un bien grand sacrifice ; mais ce sacrifice fut du moins racheté par l'honneur insigne qui allait être attaché à sa retraite.

Une escorte d'honneur, composée d'un escadron de dragons allemands, l'accompagna dans sa marche, et, seule de toute l'armée française, cette colonne héroïque se rendit sur la limite qui lui était assignée, avec armes et bagages, drapeau déployé, musique en tête, passant triomphalement au travers de l'armée prussienne ébahie et des populations qui l'acclamaient.

LES REPRÉSAILLES

PREMIER ACTE.

Les fuyards allemands qui, à l'attaque du pont de Fontenoy, s'étaient sauvés les uns vers Nancy, les autres vers Toul, jetèrent bientôt l'alerte dans ces deux directions et firent arrêter les trains en marche qui couraient se précipiter dans le gouffre béant ouvert par la rupture des arches.

Les troupes, mandées par le télégraphe, partent de Nancy, de Toul, de Bar-le-Duc, et à midi un premier détachement de 500 Bavarois descendait aux abords du pont, et éclairait sa marche par un feu nourri de mousqueterie sur le village de Fontenoy. Après avoir fouillé les rues et s'être assurés qu'il n'y avait pas de danger à courir, ces hommes pénètrent dans les maisons, enlèvent leurs blessés, et encore sans ordre de leurs chefs, pénètrent dans les maisons, pillent tout ce qu'ils trouvent à leur convenance, maltraitent les habitants inoffensifs, frappent et insultent les femmes et les jeunes filles, se font livrer vivres, boisson, argent, et pendant deux heures dépouillent ces malheureux paysans de tout ce qu'ils possèdent.

A trois heures arrive un supplément de troupes de toutes armes et de toutes nations, Prussiens, Saxons, Bavarois, Westphaliens, avec les ordres du commandant en chef de Nancy, ordre formel et impitoyable de brûler immédiatement le village par voie de représailles.

A l'arrivée de ces ordres, ces nobles héros repus de vivres, gorgés du vin qu'ils se sont fait livrer, le sabre sur la gorge, ne sont plus des êtres humains, mais des bêtes féroces. Ils ne courent aucun danger, ils vont se livrer sans crainte à l'assouvissement de leur soif de sang et de ruines sur des paysans innocents et inoffensifs, pour la plus grande gloire de leur illustre chef, S. M. Guillaume, roi de Prusse.

C'est une page d'histoire contemporaine, oui, contemporaine ! que nous écrivons, le récit exact de la glorieuse journée du dimanche 22 janvier 1871. Comme nous avons à cœur d'exposer les faits dans toute leur vérité, sans y ajouter un mot qui en dénature l'authenticité, nous mettrons dans notre narration autant de froideur que nos barbares ennemis en ont mis dans l'exécution de leurs forfaits. Je le répète et je le crie bien haut : je n'ai dit et je ne dirai que la vérité, rien que la vérité, et néanmoins, en présence de cruautés si froidement commises, il me reste ce doute dans l'esprit : la postérité pourra-t-elle croire que, dans notre siècle, une nation qui se dit civili-

sée se soit livrée à de pareils actes de sauva-
gerie ?

Voici le drame : les bourreaux sont au nombre de deux mille ; les ordres sont donnés par
MEYER, commandant du 17e bataillon de landwehr bavarois, alors en garnison à Toul (I).
Ce nom mérite de passer à la postérité avec
celui de son compatriote qui a présidé au massacre et à l'incendie de Bazeilles.

Au signal qu'il donne, soldats et officiers se
mettent courageusement à l'œuvre : ils s'em-
parent du maire, de vingt notables, de trois
femmes, de deux jeunes filles, de deux jeunes
garçons, les frappent à coups de pied, à coups
de sabre, les poussent devant eux jusqu'à la
gare, à coups de crosse de fusil, et par un raf-
finement de cruauté, les mettent à plusieurs
reprises devant un peloton d'infanterie chargé de les fusiller. Après ces simulacres d'exécution, après avoir savouré les terreurs de leurs
victimes, soldats et officiers défilent devant
elles, leur crachent à la figure, les insultent,
les injurient, et les officiers poussent la lâche-
té jusqu'à les frapper à coups redoublés avec
les fusils qu'ils arrachent des mains de leurs
soldats.

On leur fait momentanément grâce de la
vie ; on leur fait espérer qu'on n'exigera d'eux
qu'une forte rançon ; qu'on va les emmener

(1) Il était logé à l'hôtel de la Cloche.

comme otages. Pour leurs concitoyens, cette grâce est presque un bienfait, ils sont presque tentés d'en remercier leurs farouches envahisseurs.

En ce moment, un vieillard de 72 ans, Jean-Baptiste Maillard accourt pour remettre quelques vêtements à ses enfants et petits-enfants qui sont au nombre des otages. Un officier prussien donne un ordre : les fusils s'abaissent, et le vieillard déjà infirme est percé de balles et emmené avec sa famille, prisonnier à Nancy, où il meurt, le surlendemain, à l'hôpital, dans des souffrances atroces. On découvre un habitant étranger à la commune, un jeune homme de Cercueil, nommé Voignier, et on le tue sur place comme franc-tireur. Les blessés allemands ont beau dire la vérité, expliquer les circonstances qui ont précédé et suivi l'attaque du poste, les soins qu'on leur a prodigués, rien n'y fait, rien ne peut attendrir les bourreaux ni adoucir les ordres barbares qu'ils sont chargés d'exécuter. On leur a promis une médaille commémorative de la campagne de France, il faut qu'ils s'en rendent dignes, il faut qu'ils la gagnent.

Sur une face on lira :

Gott war mit uns, Ihm sei die Ehre. (Dieu était avec nous ! A lui l'honneur !)

Infamie ! — Dieu était avec eux !....

Quand ils pillaient son temple, quand ils profanaient les objets destinés au culte, quand leurs mains sacriléges s'attachaient au calice et s'en servaient pour insulter à la divinité en le portant à leurs lèvres toujours altérées, plein du vin qu'ils volaient, Dieu était avec eux ! A lui l'honneur !

Les infâmes !

Et quand on leur demandera où ils ont gagné cette croix, ils seront fiers de répondre : A Fontenoy.

Dieu y était avec nous ! A lui l'honneur !

Et à qui la honte ?

Et voyez comme ils continuent dignement l'œuvre qu'ils ont si bien commencée. Un autre vieillard veut s'approcher du groupe des prisonniers ; il est plus à craindre que l'autre, celui-ci, il n'a que 73 ans. On fait feu sur lui, mais le vin et l'eau-de-vie ont déjà fait leur effet sur les Teutons ; leur coup d'œil est moins sûr : le vieillard tombe, mais il n'est que blessé. On le relève à coups de crosse de fusil et on l'oblige, avec l'aide du maire du village, M. Bruand, à enterrer le Prussien tué dans l'attaque du pont. On les réunit aux autres prisonniers, que l'on fait descendre des wagons où ils étaient déjà enfermés, puis on recommence le simulacre d'une exécution en masse.

Après avoir joui, pendant vingt minutes, des cris de douleur et d'épouvante de ces malheureux, a près avoir accueilli leurs prières et leurs lamentations par des rires et des sarcasmes, nos héros d'outre-Rhin se décident enfin à les renvoyer dans les wagons, où leurs gardiens ne cessent de les martyriser à coups de sabre et de baïonnette. Ils étaient là, attendant d'autres victimes.

L'INCENDIE

2e ACTE.

Ils sont prévoyants les Teutons, ils ne s'embarquent pas sans biscuit. En partant pour Fontenoy, ils ne s'étaient pas seulement munis de cartouches, mais de fûts de pétrole. Le moment était venu d'utiliser ce nouvel engin de destruction.

A trois heures, ordre est donné de brûler le village; un sursis de dix minutes est accordé aux habitants pour quitter leurs maisons et sauver ce qui peut leur rester. A l'expiration de ce délai, heure militaire, la brigade incendiaire commence son œuvre sinistre avec l'ordre, la précision, le sang-froid que peuvent seuls donner une étude consciencieuse et une longue pratique. Des soldats, des monstres infernaux plutôt, armés de haches et de maillets, vont de maison en maison, brisant tous les meubles ; d'autres les suivent, cassant les carreaux des portes et des fenêtres, puis d'autres encore, munis d'arrosoirs et de pompes à main, injectent de pétrole toutes les habitations. Derrière eux, des uhlans, la torche en main, vont méthodiquement mettre le feu au fond et à l'entrée de chaque demeure, tandis que leurs officiers, dignes chefs de pareils monstres, parcourent les rues, les excitant de la voix et du geste.

Quelques habitants n'ont pas connu l'ordre barbare ou ne s'y sont pas soumis de suite : tant pis pour eux.

Une pauvre mère, quand on met le feu à sa chaumière, veut sortir emportant son jeune enfant malade dans ses bras : on la repousse dans les flammes ; elle tombe : ses bourreaux la poursuivent ; elle parvient à se relever et à fuir par une porte de derrière ; mais dans sa chute elle a laissé échapper son enfant, et le pauvre innocent périt dans les flammes auprès du berceau où il sommeillait quelques instants auparavant, précédant de quelques jours dans la tombe sa mère qui mourut de frayeur et de désespoir.

L'instituteur du village, Nicolas Mayeur, tente de sauver les archives de la commune. Un chef l'arrête, le fait garrotter, accabler de coups ; puis on lui graisse la barbe avec du lard afin d'activer les flammes, car on veut le

brûler vif. On recule pourtant devant ce der-
nier acte de barbarie, et on se contente de l'en-
voyer rejoindre les autres prisonniers, en le
frappant à coups de crosse de fusil et en lui
crachant sans cesse à la face.

Barbe Françoise court à la maison de sa
mère : cette pauvre vieille est infirme, para-
lysée, elle ne peut se mouvoir du lit dans
lequel elle est couchée. Barbe veut pénétrer
dans sa maison : elle veut sauver sa mère ;
déjà les flammes gagnent la chambre dans laquelle elle gémit, sans pouvoir fuir le danger
qui la menace. Mais larmes, prières, suppli-
cations, rien ne peut attendrir ces soudards
inhumains ; et l'infortunée est brûlée vive
dans son lit, sans pouvoir faire un mouvement
pour se soustraire aux flammes qui venaient
lécher ses membres impotents.

Hurrah ! hurrah ! mes braves Teutons ! frap-
pez, tuez, brûlez : Guillaume sera content de
vous ; Augusta entonnera un cantique d'allé-
gresse ! Mais est-ce tout ? ne trouvez-vous rien
pour couronner dignement votre œuvre de pillage, de meurtre et de dévastation ? Voyez, il
y a là, derrière ces maisons en flammes, des
femmes, des jeunes filles en pleurs ; elles ont
la mort dans l'âme, la rage vengeresse dans
le cœur, la haine et le mépris dans les yeux ;
leurs mains tremblent de fureur, leurs seins
bondissent sous les soulèvements du désespoir. Qu'elles sont belles ainsi, bourreaux !

Quelle friande pâture pour vos appétits im-
mondes de luxure et de bestialité !

Ils les voient, et bientôt cette horde hideuse
se rue sur ces infortunées, et sous l'œil de leurs
pères, de leurs maris, de leurs fiancés.....

Il est de ces forfaits que la plume a honte
d'écrire. On comprend sans peine le sentiment
qui nous arrête et nous empêche d'entrer dans
de plus longs détails sur des infamies qui flé-
trissent seules, et à jamais, les misérables qui
s'en rendent coupables.

Ecartons donc les yeux de cette douloureuse
et abominable scène, et achevons, en quelques
mots, de tracer le tableau fidèle du crime de
Fontenoy.

3e ACTE.

Pendant toute la nuit du 22 au 23 janvier, le
village brûla. Dans la matinée du lundi 23,
malgré tous les soins des officiers et le zèle des
soldats prussiens, les flammes diminuaient
d'intensité. Le vénérable curé de Gondreville,
dont Fontenoy est une annexe, M. l'abbé Briel,
se rendit auprès du commandant Meyer et em-
ploya toute son éloquence pour obtenir de ce
barbare qu'il mît fin à des actes d'atroce
vengeance.

Etrange aberration de ce digne pasteur! Est-ce qu'il peut comprendre la signification de ces mots vides de sens pour lui : pardon, clémence, humanité, cet être né homme et devenu brute de par l'influence du casque prussien?

Il donne ordre d'arrêter le pasteur qui vient prier pour son troupeau, et l'envoie à Nancy rejoindre les autres prisonniers. Pouvait-il faire moins, en effet? Le commandant Meyer s'est montré fort humain, du moins il le croit, en ne faisant pas oindre de lard M. le curé de Gondreville, comme il avait fait oindre la veille l'instituteur de Fontenoy.

Après le départ de l'abbé Briel, on activa de nouveau les flammes; le feu dura deux jours encore, et les vandales ne quittèrent les lieux que lorsqu'il ne resta plus que les témoins de leur abominable expédition : deux maisons à chaque extrémité du village.

UN DOCUMENT HISTORIQUE

Ce brillant fait d'armes ne pouvait rester enfoui, ignoré du reste du monde, dans les annales d'un petit village. Il fallait, pour en rehausser l'éclat, pour le buriner dans les fastes de l'histoire, non-seulement en consigner la date et le lieu, mais le publier en tous lieux par la voix de la presse. C'est ce que comprit l'administration civile prussienne. Aussi, dès le 23 janvier 1871, sur les murs de toutes les communes des départements de l'Est étaient placardées, à chaque coin de rue, des affiches dont nous copions textuellement la teneur, et que tous les journaux de la région furent obligés de reproduire par ordre. Ce document authentique est trop précieux ; il fait trop d'honneur à la nation allemande pour que nous privions le reste de la France du plaisir d'en savourer le parfum germanique.

Le voici dans toute sa naïve crudité :

AVERTISSEMENT

« Dans la nuit du 21 au 22 courant, des per-
« sonnes malintentionnées ont fait sauter le
« pont du chemin de fer sur la Moselle entre
« Toul et Frouard, sur le territoire de la com-
« mune de Fontenoy.

« Ce village, responsable de l'attentat, a été
« incendié par voie de représailles.

« Il sera procédé de même contre toute
« commune sur le territoire de laquelle il se
« commettrait des dégâts ou destruction de la
« voie ferrée.

« Bar-le-Duc, le 23 janvier 1871.

« *Le Préfet de la Meuse,*

« VON BETHMANN-HOHLWEG.

« M. le Maire est invité à faire afficher la pré-
sente.

« Bar, imp. Vve Numa Rolin, Chuquet et Cᵉ. »

Nous n'avons rien omis, ni l'aimable et pré-
voyante invitation faite aux maires, ni même
le nom de l'imprimeur.

C'est net et concis. Cet avertissement du Bethmann-Hohlweg est marqué au sceau de la bienveillance et de l'humanité. On voit que ce généreux préfet n'est entraîné que par un mobile, n'est affecté que par une préoccupation : le soin, le bien-être, la tranquillité des populations qu'il est chargé de pressurer. Le digne magistrat ! Le brave homme ! L'aimable Prussien ! Quel zèle il met à prémunir les localités envahies contre *les entreprises des personnes mal intentionnées !* Il n'attend pas que le feu soit éteint ; c'est le 23 janvier, pendant que Fontenoy brûle encore, que sa voix paternelle fait entendre ce cri du cœur : « Mes enfants,

« prenez garde à vous. Ces volontaires, ces
« francs-tireurs, ces soldats français qui dé-
« fendent le sol de votre patrie, sont autant
« de brigands, de personnes *mal intentionnées*,
« — le mot est joli, — qui attirent sur vous la
« colère céleste, pardon, — prussienne. Si
« vous parvenez à les chasser de votre ter-
« ritoire, à nous débarrasser de leur funeste
« présence, nous continuerons à vous obséder
« de réquisitions, à piller vos demeures, à
« manger votre pain, boire votre vin, à salir
« votre logis de notre dégoûtante promiscuité :
« ce sera votre récompense. Mais s'ils péné-
« trent dans vos communes, s'ils y commettent
« des dégâts ou destruction de la voie ferrée,
« oh ! alors, non-seulement nous prendrons le
« peu qui vous reste, mais nous vous traîne-
« rons en Allemagne, chargés de chaînes,

« nous tuerons les vieillards, nous brûlerons
« les infirmes, nous incendierons vos villages,
« nous violerons vos femmes et vos filles,
« même celles qui, comme à Fontenoy, n'au-
« ront que treize ans; ce sera votre punition. »

Horreur ! Horreur !

L'imagination en délire peut-elle trouver
quelque chose de plus atroce, de plus infâme?
Et tout cela, cependant, est renfermé dans
l'*avertissement* du Bethmann-Hohlweg, rappro-
ché du crime qui l'a inspiré à cet honorable
Teuton.

Le monde entier a frissonné d'horreur en
apprenant le massacre de Bazeilles. Comment
qualifiera-t-on les transports d'indignation que
fera naître le crime de Fontenoy ? Bazeilles
peut, non pas se justifier, mais s'expliquer jusqu'à un certain point. L'assassinat s'y commet-
tait pendant et après la bataille : l'Allemand
était couvert du sang qui coulait de ses bles-
sures; il était ivre de poudre, aveuglé par la
rage, il tuait, tuait, tuait, sans conscience peut-
être de ce qu'il faisait : tout ce qu'il voyait
devant lui, homme, femme ou enfant, était un
ennemi, et il tuait toujours.

Mais à Fontenoy, l'Allemand n'avait pas ce
semblant d'excuse; il y venait calme, froid,
méthodique, comme à une parade ou à une
inspection d'armes. Là, il n'était aveuglé, emporté, ni par le sang versé, ni par la fumée du
canon; il y venait comme le bourreau sur le
lieu de l'exécution, mais avec cette différence

immense que le bourreau frappe le coupable
que la loi des hommes a condamné, tandis
que l'Allemand brûle et assassine, sans juge-
ment, *par voie de représailles*, celui dont il ne
méconnaît pas l'innocence.

Tel est le crime de Fontenoy.

Voilà pourquoi, le 18 juin 1871, les voyageurs s'arrêtaient étonnés devant un reposoir
formé d'un monceau de bois calciné, des débris
de l'incendie de Fontenoy.

QUI DONNE AUX PAUVRES

PRÊTE A DIEU

Et maintenant que notre triste récit est terminé, il nous reste un devoir à remplir : faire un appel à la charité de tous les cœurs humains dans lesquels ne coule pas de sang prussien.

Après la lecture de ces forfaits, notre appel n'a besoin d'être ni pressant ni éloquent.

A tous nous dirons : Songez que là-bas, dans un coin de cette vaillante Lorraine si éprouvée, si épuisée par l'invasion allemande, souillée depuis si longtemps, et pour si longtemps encore, hélas ! par l'occupation humiliante des hordes prussiennes, existait un pauvre village

dont les habitants sont sans pain, sans asile :
la main du Teuton s'est appesantie sur eux,
et de tout ce qu'ils possédaient, il ne leur reste
plus rien, rien !

Quand vous connaîtrez tant d'infortunes,
vous tendrez la main à ces malheureux, vous
tous qui me lisez ; vous, riches ! vous donnerez
un peu de votre superflu ; et vous, pauvres !
l'obole du pauvre, car ils sont plus pauvres que
vous.

ASS. BOREL.

P. S. — Nous donnons ci-dessous les noms
et prénoms des principales victimes du crime
de Fontenoy.

MAILLARD (Jean-Baptiste), tué en allant por-
ter des vêtements à ses enfants faits prisonniers.
FRANÇOIS (veuve), brûlée vive dans son lit.
VOIGNIER (de Cercueil), tué comme franc-
tireur.

FRANÇOIS fils, enfant de 2 ans, brûlé vif.

BRUANT (Charles), prisonnier, mort à Nancy, cinq jours après l'incendie, par suite des mauvais traitements qu'il a subis dans le trajet.

BRUANT (Jean-Baptiste), maire de Fontenoy.

MORIOT (François), conseiller municipal.

BRIEL, curé de Gondreville, desservant Fontenoy.

BOUSSELOT (Nicolas).

ROUSSEL (Louis-Ernest).

GRANDIDIER (Pierre).

GOT (Hippolyte).

HACHET (Nicolas).

SIMORE, chef de station.

TOUSSAINT (Nicolas).

THOMAS (André).

BRICE fils (Emile).

DEMANGE (Camille), 15 ans.

MOULLERON, facteur à la station.

BRUANT (Joseph).

Mme HACHET.

— BRICE.

— MOULLERON.

Mlle Adelina BRUANT.

— Maria BRICE.

— Tous les sus-nommés ont été conduits, comme otages, à Toul. Après avoir essuyé, dans le voyage, les plus mauvais traitements, ils ont été enfermés à la caserne de la gendarmerie de Toul. Pendant leur emprisonnement, ils n'ont eu pour nourriture que du pain et de l'eau ; non-seulement pendant les temps rigoureux qu'il faisait, on ne leur faisait pas de feu, mais on tenait constamment les fenêtres ouvertes, afin d'augmenter leurs souffrances.

On a fait subir le même sort aux personnes dont les noms suivent, emmenées comme otages dans les prisons de Nancy.

MAYEUR (Nicolas), instituteur de Fontenoy.
GEOFFROY (Joseph), membre du conseil municipal.
MULLER (Jean).
BRICE (Jean-Joseph).
HANRY (Sébastien).
GRANDIDIER (Jean-Baptiste).

UN ÉPISODE DU SAC DE FONTENOY

Le samedi 2 septembre 1871, après la messe. de clôture de la retraite, Mgr l'évêque de Nancy consacrait un calice sur lequel étaient gravés ces mots :

Donné à l'église de Fontenoy-sur-Moselle (Meurthe).

Ce calice n'était pas neuf : il était bossué à maint endroit et portait des traces de profanations qu'il avait subies.

C'est que ce don n'était pas récent; il datait de plusieurs années; il avait été fait à l'église de Fontenoy par la grande aumônerie.

Le lendemain, dimanche 3 septembre, ce calice reparaissait sur l'autel de l'église ruinée de Fontenoy, à la grande joie des habitants. C'était une ruine dans une ruine, une épave sur une épave, il est vrai; mais quelle ruine, quelle épave chère au cœur de ces pauvres villageois.

« Dieu, disaient-ils, n'a pas voulu que son
« temple restât sans témoin irrécusable du
« brigandage sacrilége de la soldatesque alle-
« mande : il a rendu à son autel le vase sacré
« volé, avec ses souillures et ses profanations,
« car l'Allemand s'en est servi pour boire à la
« santé de son empereur, pour y puiser l'i-
« vresse qui le charme en l'abrutissant; il a
« voulu que dans ce même calice dont les
« bords étaient naguère pollués par la pression
« immonde des lèvres prussiennes, notre vé-
« nérable curé consacrât à nouveau l'hostie,
« cet emblème divin du sacrifice et du pardon.
« Dieu l'a voulu : cette restitution providen-
« tielle est un signe manifeste de sa volonté. »

Et qui donc les blâmerait, ces pauvres sacri-
fiés, de parler ainsi ? Quand tout est perdu, quand la dernière branche de salut est brisée, que la voix du naufragé jette un cri qui ne trouve d'écho nulle part, est-il donc surprenant que l'esprit vulgaire soit porté à voir la main

de la Providence dans des circonstances extra-
ordinaire que les esprits forts expliquent facilement en l'attribuant au simple hasard !

. . . .

Dans le sac de Fontenoy, les déménageurs allemands savaient bien qu'ils ne trouveraient ni
les pendules ni les objets d'art, ni les porcelai-
nes, ni même les simples pantoufles qu'ils ré-
coltaient dans les villes et dans les maisons de
campagne et qu'ils emballaient et expédiaient
avec tant de soin et de volupté pour les pays
d'Outre-Rhin. Mais à Fontenoy il y avait une
église, bien modeste il est vrai, et ils savaient
ce qu'elle contenait ou devait contenir ; quand
ils y entrèrent tout était enlevé.

De cette déception ces bons Allemands ne firent que rire. Le village était cerné ; ils savaient bien qu'ils trouveraient chez les habitants
ce qu'on avait cherché à soustraire à leur con-
voitise, à leur droit de conquête. Et ils ne se
trompaient pas. La pratique leur avait donné
l'expérience.

L'instituteur de Fontenoy, prévoyant le pillage de l'église, avait emporté chez lui le calice et la patène ; c'étaient les objets les plus
précieux. Les Prussiens, en faisant l'inventaire,
s'aperçoivent bientôt de la disparition, de la
soustraction à leurs yeux, de ces objets du culte
catholique. Ils devinent aisément quel en est

l'auteur : c'est l'instituteur, celui qui a déjà
cherché à sauver les archives de la commune.
On s'empare de lui; on le maltraite, on lui fait
subir moralement et physiquement les tortures
de la question ; sa maison est mise au pillage ;
mais le calice a disparu, des mains fidèles l'ont
transporté dans une autre maison, puis encore
dans une autre, au fur et à mesure que l'incendie gagnait les habitations.

Mais il vint un moment ou tout fut en flammes, où il ne resta plus d'abri pour le soustraire à l'avidité pillarde des incendiaires, et
alors le calice et les autres ornements de l'é-
glise tombèrent forcément entre les mains des
Allemands. Ce qu'ils en firent, les maculations
qui le souillent le font deviner sans peine.

De main en main, de ville en ville, le calice
parvînt jusqu'en Silésie où, privé de sa patène,
dont quelque Gretchen fait sans doute ses déli-
ces, il fut exposé à la vitrine d'un orfèvre de la
ville de Breslau, au milieu d'autres objets précieux *venus* de France.

C'est là qu'il fut remarqué par M. le chanoine
Klim, grâce à l'inscription gravée sur le pied :
*Donné à l'Eglise de Fontenoy-sur-Moselle (Meur-
the).*

Cette inscription ne pouvait laisser de doute
dans son esprit ni sur l'origine de ce vase sacré, ni sur la cause de son exhibition à la vitrine d'un orfèvre prussien. Aussi s'empressa-

t-il d'acheter cette dépouille égarée en pays ennemi et de la faire parvenir, non sans difficulté, à Mgr l'évêque de Metz, qui la remit en main sûre. C'est ainsi que fut rendu à l'église de Fontenoy, ce calice volé qui, aujourd'hui, pour les habitants, a autant de prix que la plus sainte relique (1).

(1) Au moment de mettre sous presse, nous apprenons qu'une bannière de la Sainte-Enfance, prise par les soldats prussiens pendant le pillage de l'église de Fontenoy, est revenue de Munich à Nancy, et se trouve aujourd'hui entre les mains de M. l'abbé Pierre, aumônier de Eudres, et ancien curé de Gondreville.

On voit, par ce détail, que ces honnêtes pillards ne faisaient fi de rien. Peut-être ont-ils fait passer cette bannière pour un drapeau conquis à Fontenoy ? qui sait !

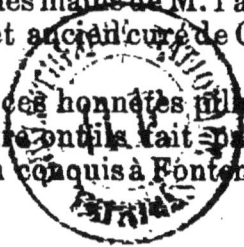

Bourg. — Imp. d'Eug. Chambaud, r. Pompe-Bourgmayer, 3.

www.ingramcontent.com/pod-product-compliance
Lightning Source LLC
Chambersburg PA
CBHW030933220326
41521CB00039B/2260